BEI GRIN MACHT SICH IHR WISSEN BEZAHLT

AF167189

- Wir veröffentlichen Ihre Hausarbeit,
  Bachelor- und Masterarbeit

- Ihr eigenes eBook und Buch -
  weltweit in allen wichtigen Shops

- Verdienen Sie an jedem Verkauf

Jetzt bei www.GRIN.com hochladen
und kostenlos publizieren

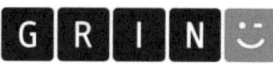

Mental-Coaching für Ernährung und Fitness. Vorgang anhand eines Fallbeispiels

Sven Schmid

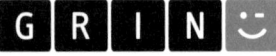

Bibliografische Information der Deutschen Nationalbibliothek:

Die Deutsche Nationalbibliothek verzeichnet diese Publikation in der Deutschen Nationalbibliografie; detaillierte bibliografische Daten sind im Internet über http://dnb.d-nb.de abrufbar.

ISBN: 9783346788078
Dieses Buch ist auch als E-Book erhältlich.

Druck und Bindung: Books on Demand GmbH, Norderstedt Germany
Gedruckt auf säurefreiem Papier aus verantwortungsvollen Quellen

Das vorliegende Werk wurde sorgfältig erarbeitet. Dennoch übernehmen Autoren und Verlag für die Richtigkeit von Angaben, Hinweisen, Links und Ratschlägen sowie eventuelle Druckfehler keine Haftung.

Das Buch bei GRIN: https://www.grin.com/document/1308821

BSA-Akademie
Hermann Neuberger Sportschule 3
66123 Saarbrücken
Tel. 0681-6855-0

Hausarbeit „*Mentalcoaching*"

Name: *Schmid*

Vorname: *Sven*

Thema: *Mental Coaching - Ernährung*

Inhaltsverzeichnis

1 Darstellung des Themas und Charakterisierung der Klientin

1.1 Darstellung des Themas und der Beratung

Es handelt sich hierbei um Steffi M., eine 45 Jahre alte Frau und Mutter der es schwer fällt abzunehmen, ihr Gewicht zu halten und sich sportlich zu betätigen um sich wohler und fitter zu fühlen als auch den Alltag besser bewältigen zu können. Sie ist zwar seit einiger Zeit in einem Fitnessstudio angemeldet und hat sich ein Fahrrad zugelegt doch die Motivation verflog schon nach kurzer Zeit. Sie möchte außerdem wieder mit ihren Kindern und ihrem Mann in die Berge gehen zum wandern und möchte das genießen und sich nicht quälen müssen.

Steffi schrieb mir eine Mail worauf kurze Zeit später ein Telefongespräch folgte in dem sie mir ihr Anliegen schilderte. Darauf habe ich sie zu einem Erstgespräch eingeladen wofür sie mir auch gleich im Voraus das vereinbarte Honorar überwies.

Steffi kommt also zum vereinbarten Termin zum Erstgespräch. Wichtig ist, dass man sich erst einmal gegenseitig kennelernt (Smalltalk führt). Anschließend soll durch aktives Zuhören, eine wertschätzende Haltung und empathisches Spiegeln ein Draht zueinander (den sogenannten Rapport) aufgebaut werden.

Der Kunde soll im Endeffekt dort abgeholt werden wo er steht. (Migge, 2007,S.32)

Beim aktiven Zuhören sollte man nach Bay (1988,S 35-36) ehrliches Interesse zeigen, nicht beurteilen und nicht dirigistisch sein. Man soll eine echte Absicht haben den Partner zu verstehen und stets bemüht sein das Gespräch objektiv sowie kontrolliert zu führen. Oft ist es auch sinnvoll das Gesagte des Klienten nochmals in eigenen Worten zu wiederholen (Myers, Wahl&Hoppe-Graff, 2008, S.803).

Im Folgenden wird erklärt, was bei solch einem Coaching passiert und geklärt, mit welchen Erwartungen die Klientin zu mir gekommen ist. Es wird klar gemacht, dass wir als Coach die Aufgabe haben, unserem Klienten so zu helfen/leiten, dass er selbst auf die Lösug seines Problems kommt und nicht der Coach selbst. Nach den vereinbarten Sitzungen soll der Kunde selbst in der Lage sein, weiter sein Ziel zu verfolgen und zu erreichen. Der Coach dient im Endeffekt als Hilfe zur Selbsthilfe (Rauen, 2008, S.11-12).

Beim Coaching ist es wichtig sich mit dem Klienten auf eine Stufe zu stellen und partnerschaftlich zu sein. Dazu gehört, dass nachher beim Gespräch beide die gleiche Sitzhöhe haben. Die Kundin sollte jetzt nochmals den Auslöser nennen warum es eigentlich zu einem Gespräch kommen sollte und warum genau jetzt bzw. woran sie gemerkt hat dass es Zeit dafür ist. Hier ist es wichtig die richtigen Fragetechniken anzuwenden um möglichst viel über den Coachee herauszufinden. Durch offene und suchende Fragen (Lippmann, 2009, S.333-334) soll die Vorstellung des Kunden angeregt werden, damit er selbst Lösungsansätze entwickelt und sich alleine schon in die richtige Richtung führt. Der Coach selbst sollte sich hier nicht von Stereotypen beeinflussen lassen sondern sich auf den Klienten wie er ist konzentrieren und ihm keine falschen Eigenschaften zusprechen was leider oft passiert (Schaller, 1999). Nach dem Erstgespräch sollten die Erwartungen an das Coaching beiderseits geklärt sein. Um alles transparent zu halten wird die Klientin noch über die Struktur und die Schwerpunkte des weiteren Coachings aufgeklärt.

2   Planung und Organisation des Coachings

Falls es anschließend zu einem Vertragsabschluss kommt sollten Formalitäten wie der Rhythmus, der Ort und der Zeitbedarf der Treffen besprochen werden bzw. wie viele Sitzungen geplant sind. (Schreyögg, 1995, S.208 ff.)

In der Regel sollten 5 Sitzungen abgehalten werden. Diese sollten mit dem GROW+G Modell ausreichend sein. Jede Sitzung dauert ca. eine Stunde.

Es wird des Weiteren geklärt wo das Coaching stattfinden soll und wie hoch das Honorar sein soll. Meistens werden angemietete Räume genutzt. Bei diesen werden natürlich Störfaktoren minimiert, doch durch die höheren Kosten sollte das Honorar dementsprechend angepasst werden. Was der Coach für eine Stunde berechnet ist davon abhängig ob der Coach das haupt- oder nebenberuflich macht und wie viel Erfahrung er bereits hat. Als Nebenberuflicher Coach kann man zwischen 90 und 120€ pro Coaching verlangen. Wenn man das ganze Hauptberuflich macht bewegt man sich zwischen 250 und 3000€ pro Coaching. Die Bezahlung erfolgt immer vor der Sitzung, entweder bar oder per Überweisung. Falls man als Kunde den Termin kurzfristig nicht wahrnehmen kann muss natürlich trotzdem bezahlt werden.

Was ich sonst für mein Coaching benötige sind ein Flipchart oder eine Tafel mit bunten Stiften als auch buntes Papier und eine Pinnwand um eine Mindmap, ein Brainstorming oder andere Aufgaben festzuhalten

3 Darstellung des Ablaufes von fünf Coaching Sitzungen

Nachdem nun alle formalen und organisatorischen Dinge besprochen sind kann die Hauptphase des Coachings beginnen.

Da wir mit dem GROW Modell arbeiten (Whitmore 1994) fangen wir mit dem ersten von vier Teilen an, dem **Goal-setting**. Anschließend kommt das Reality-Checking, die Options und anschließend die Fragen What, When, Who, Will.

Beim ersten Coaching legen wir also Steffis Ziel fest. Nicht nur Kurzfristig sondern auch Langfristig. Die Ziele werden mithilfe von verschiedenen Techniken ermittelt. Wir starten mit der Zielimagination für das langfristige Ziel. Hier stellt sich Steffi vor, dass sie das Ziel erreicht hat und malt sich in ihren Gedanken genauestens aus wie es sich anfühlen muss und was sich verändert hat. Um noch etwas konkreter zu werden und um das End-Ziel in ein kontrollierbares Leistungsziel zu wandeln müssen diese Ziele „SMART" sein. Also spezifisch, messbar, erreichbar (attainable), realistisch und terminiert.

So kann Steffi sich, durch gezielte Fragen ihre Ziele selbst setzen und übersichtlich darstellen. (Whitmore, 1997, S. 64-65)

Tab. 1: SMART-Technik

Spezifisch	Was genau soll erreicht werden? Was ist das Endziel? Wie nennen Sie die dazugehörigen Prozessziele?	Füllt Steffi aus
Messbar	Wieviel Kilo möchtest du in welches Zeitraum abnehmen?	Füllt Steffi aus

	Mit wieviel Kilo fühlst du dich wohl?	
Attraktiv	Was verändert sich für dich wenn du das Ziel erreicht hast? Welche Dinge in deinem Leben verändern sich in diesem Prozess zum positiven?	Füllt Steffi aus
Realistisch	Ist das Ziel erreichbar? Hattest du das Gewicht schon einmal? Wieviel hattest du in letzter Zeit schon in einer gewissen Zeit abgenommen? Sind die Ansprüche an dein Ziel zu hoch oder zu niedrig?	Füllt Steffi aus
Terminiert	Wann möchtest du dein Ziel erreicht haben? (Datum) und welche Zwischenziele gibt es? Und wann kannst du damit anfangen?	Füllt Steffi aus

Beim zweiten Coaching folgt nun das **Reality-Checking**. Hier wird herausgefunden wie weit man eigentlich von dem gewünschten Ziel entfernt ist. Hier wird das Problem und die Situation des Klienten genauestens untersucht. Hierbei sollte der Coach möglichst unvoreingenommen als auch objektiv sein. Der Klient hat die Aufgabe seine Situation und sein Problem möglichst präzise und detailliert zu beschreiben. Verallgemeinerte Aussagen von Steffi sollten hier genau hinterfragt werden ohne vorwurfsvoll zu werden. Der Coach kann sich in dieser Phase an gewisse Leitfragen halten. Wie z.B. „Was ist das eigentliche Problem". Hier wird das Problem erst richtig in Worte gefasst und konkretisiert. Steffi versucht das Problem nüchtern ohne negative Gedanken die es sonst behaften zu betrachten. „In welcher Situation tritt das Problem auf? Was passiert jetzt?",

„Was, wann, wo, wie viel, wen betrifft es?". Da man so den Sachverhalt und die Umstände besser kennenlernt ist es einfacher nachher eine passende Lösung zu finden. „Was soll so bleiben wie es ist?" Dies lenkt die Aufmerksamkeit auf Dinge die man schon erreicht hat und einem gar nicht mehr bewusst sind. „Was haben Sie bisher dafür getan?" Wenn man bisherige Lösungsversuche kennt erfährt man viel mehr über das Vorgehen des Klienten. So können neue Impulse gesetzt werden. Außerdem erhält man durch gescheiterte Lösungsansätze noch mehr Informationen über das eigentliche Problem.

Alle diese Fragen dienen erst einmal für die Präsentation der Situation. Anschließend kann mit Steffi die Situation Ausgearbeitet werden. Hier können wir ihren Blickwinkel gezielt ändern indem Ich frage wie denn andere die Situation sehen oder was andere machen würden wenn sie das gleiche Problem hätten.

Um Steffis Ausgangssituation noch besser einschätzen zu können und sie zu visualisieren betrachten wir zum Schluss noch ihre Lebensbereiche (Arbeit, Familie, Sport, Haushalt, Ernährung, Ich, Freizeit) Diese werden von ihr in einem Tortendiagramm aufgemalt, mit Prozent Zahlen beschrieben und nach Wichtigkeit Sortiert. So kann man sehen wie viel Zeit in der Woche für welchen Bereich eingeplant ist.

Abb. 1: Lebensbereiche

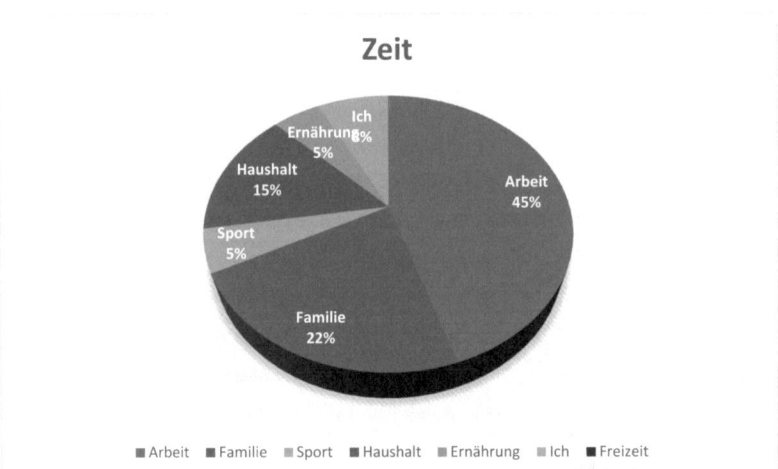

In der dritten Sitzung befassen wir uns mit den **Options**. Hier suchen wir zusammen nach möglichen Lösungen. Auf diese kann Steffi selbst kommen indem sie beantwortet welche Lösungen sie sieht bzw. was sie jemandem mit demselben Problem raten würde oder was ihr in einer ähnlichen Situation schon geholfen hat. Hier solle der Blick weg vom Problem gehen und hin zur Lösung.

Um einen Überblick zu gewinnen machen wir an der Tafel ein Brainstorming.

Nachdem einige Ideen gesammelt wurden und Steffi wahrscheinlich schon einige Favoriten für sich beschlossen hat müssen diese in den Kriterien Umsetzbarkeit, Konsequenzen, Wirksamkeit und Aufwand zu Nutzen überprüft und eingeschätzt werden. Hierzu erstellen wir auf Papier eine Matrix in der Steffi die Lösungsvorschläge beurteilt.

Tab. 2: Überprüfung der Maßnahmen

Kriterien / Maßnahme	Umsetzbarkeit	Konsequenzen	Wirksamkeit	Aufwand/Nutzen	Durchschnitt
3x in der Woche das Fitnessstudio besuchen	2,5	1	1	1,5	**1,5**
Gesünder und bewusster essen	2,5	1	1	1,5	**1,5**
Mit dem Fahrrad in die Arbeit fahren	2	2	2	2,5	**2,125**
Sonntags mit der Familie Spazieren gehen	2,5	1	3	2	**2,125**

Die Bewertung findet nach dem Schulnotensystem 1-6 statt.

In der vierten Sitzung geht es nun um die Punkte **What, When, Who, Will.**

Die Vorgehensweisen die in der letzten Sitzungen besprochen wurden sollen jetzt konkretisiert werden und fest in den Tages und Wochenablauf mit eingebaut werden. Die Freiheit was wirklich wie umgesetzt wird hat natürlich unser Coachee Steffi. Sie entscheidet sich hier also fest was sie tun wird und wann sie es tun wird. In Gedanken geht sie dann ihren neuen Ablauf durch und überlegt sich auf welche Hindernisse sie stoßen könnte und gleichzeitig wie man dies vermeiden kann. Anschließend sollte sie überlegen wer von ihrem Vorhaben und Änderungen wissen sollte bzw. wer sie dabei unterstützen könnte.

Nachdem sie sich nun feste Vorgehensweisen und deren Auswirkungen überlegt hat, schreibt sie dies in einem festen Aktionsplan nieder um alles festzuhalten und sich leichter daran halten zu können.

Tab. 3: Aktionsplan

Was?	Wer?	Wann?	Wie? (Vorbereitung)
Drei Mal in der Woche für 1,5h nach der Arbeit das Fitnessstudio besuchen und nach Trainingsplan trainieren.	Ich, meine Freundin	Ab nächster Woche	Termine mit der Freundin fest einplanen und in den Wochenplan eintragen. Trainingssachen und Plan am Abend davor richten. Regelmäßige Trainertermine ausmachen.
Gesund und passend zum Training kochen und einkaufen. (Woche planen nach)	Ich, mein Mann und meine Kinder	Ab heute	Einkaufsliste schreiben. Mit Personal Trainer über die Ernährung sprechen. Essen abends fürs Geschäft vorbereiten.
2x in der Woche mit dem Fahrrad in die Arbeit fahren	Ich	Ab nächster Woche	Fahrrad heute aus dem Keller holen und durchchecken für Montag.

			Duschsachen für die Arbeit richten. Wecker früher stellen.

Bei unserer fünften und letzten Sitzung besprechen wir das Gap.

Da es sein kann dass es bei der Umsetzung des neuen Vorgehens Probleme gegeben hat oder Steffi ihrem Ziel nicht wie erhofft näher gekommen ist, ist es wichtig zu analysieren wie weit sie noch von ihrem Ziel entfernt ist und was sie vielleicht daran gehindert hat dem Ziel so schnell wie geplant näher zu kommen. Da man dem Ziel nicht in einer Woche sichtbar näher kommen kann, plane ich das Gap Gespräch nach 2-3 Wochen. In diesen passt sich der wöchentliche Ablauf noch besser und realistischer an und es kann besser erkannt werden ob Steffi tatsächlich ihrem Ziel näher gekommen ist. Das Vorgehen wird jetzt natürlich nach den Ursachen der Zielabweichung angepasst um Demotivation zu vermeiden.

Hier wird zum Beispiel gefragt ob das Ziel zu hoch gesteckt war, es externe Problemfelder gibt die sie von der Umsetzung abhalten, ihre Kenntnisse und Fähigkeiten nicht ausreichend waren oder der eigene Anspruch etwa zu hoch ist.

4 Ausführliche Darstellung einer Ausgewählten Sitzung

Im Folgenden Wird das Erstgepräch zwischen mir (Coach) und Steffi M. (Coachee) in Form eines Dialogs dargestellt.

Coach: Hallo Steffi, schön, dass du hier her gefunden hast. Wie geht's dir?

Coachee: Hallo Sven, mir geht es gut und selbst?

Coach: Mir geht es auch gut, danke. Und du arbeitest bei der Bank?

Coachee: Ja dort habe ich auch meine Ausbildung gemacht. Deshalb sitze ich wirklich viel über den Tag.

Coach: Gut zu wissen. Ja das kann ich mir vorstellen. Ein guter Freund von mir arbeitet auch bei der Bank. Welche Erwartungen hast du denn an unser Coaching?

Coachee: Dass ich danach einen Plan habe um abzunehmen und mich daran halten kann.

Coach: Okay Steffi, also du solltest wissen dass ich dafür da bin, dir so zu helfen damit du danach selbst dein Problem lösen kannst. Ich denke das bekommen wir hin. Damit du verstehst was in den Coachings passiert starten wir heute mit deiner Zielsetzung.

Coachee: Okay ich verstehe. Das hört sich schon mal gut an. Ein genaues Ziel habe ich nämlich noch nicht.

Coach: Was hat dich denn veranlasst mich genau jetzt aufzusuchen?

Coachee: Ich habe mich in letzter Zeit immer unwohler gefühlt und konnte mich garnicht mehr aufraffen ins Fitnessstudio zu gehen. Aber wie ich da wieder raus kommen kann weiß ich nicht.

Coach: Na dann erzähl mir doch mal was du erreichen möchtest.

Coachee: Ich möchte abnehmen und mich besser fühlen.

Coach: Okay Steffi, sag doch mal wie viel du abnehmen möchtest. Welche Zahl schwebt dir vor?

Coachee: Ich möchte auf jeden Fall 15 Kilo verlieren bis wir nächstes Jahr wandern gehen.

Coach: Wo geht es denn hin?

Coachee: In die Berge, da solle ich schon etwas fitter sein.

Coach: Ja, da hast du recht. Gibt es sonst einen Grund warum du abnehmen möchtest?

Coachee: Ja, ich fühle mich nicht mehr wohl in meinem Körper. Ich würde gerne wieder so aussehen wie vor 20 Jahren. Außerdem möchte ich langfristig noch etwas mehr abnehmen damit ich meiner Gesundheit nicht schade.

Coach: Wieviel möchtest du denn wann wiegen?

Coachee: 75 Kilo bis Mitte nächstes Jahr und 65 Kilo bis zum Ende des Jahres.

Coach: Wir sollten dem Ganzen ein Datum geben. Zu welchen Terminen möchtest du also wieviel wiegen?

Coachee: wir gehen am 15.Juni in den Urlaub also dort 75kg und am 31.12. möchte ich 65 kg wiegen. Ich möchte bei unserer Wanderung im Sommer nicht hinterher laufen müssen und meine Kinder aufhalten.

Coach: Heute ist der 15. Oktober. Du hast also bis zu deinem Ersten Ziel 8 Monate Zeit. Um das Ziel noch etwas zu festigen würde ich vorschlagen wir machen zusammen eine Zielimagination.

Coachee: Das bedeutet?

Coach: Du wirst dir in Gedanken ganz genau dein Ziel vorstellen. Nur wichtig ist dass du es in deinen Gedanken schon erreicht hast. Setz dich also entspannt auf den Stuhl, leg deine Hände auf die Oberschenkel und spüre den Stuhl auf dem du sitzt. Versuche deinen Atem wahrzunehmen und entspanne dich noch etwas mehr. Versuche nun dir dein Ziel vorzustellen. Stell dir dich auf einer Leinwand vor wie du auf dem Berg mit deinen Kindern stehst und den ganzen Aufstieg problemlos geschafft hast. Du bist nicht besonders außer Atem und konntest den ganzen Weg mit deiner Familie gehen ohne dass jemand warten musste. Du stehst also oben mit deinen 75 Kilo. Du fühlst dich schon viel wohler und deinem Körper und bekommst für deine Disziplin Komplimente von deinem Mann und deinen Kindern. Wie fühlt sich das an Steffi? Bist du stolz auf dich? Möchtest du dieses Gefühl erleben? Stell es dir noch ein paar Sekunden vor und versuche dieses Gefühl für dich zu speichern, sodass du dich immer wieder daran erinnern kannst.

Du darfst die Augen wieder auf machen. Wie hat es sich für dich angefühlt?

Coachee: Anfangs war es etwas schwierig, doch ich habe nach der Beschreibung fast Gänsehaut bekommen. Ich konnte mir das doch wirklich gut vorstellen und es hat mir gezeigt dass ich dieses Ziel unbedingt erreichen möchte.

Coach: Sehr gut Steffi. Um das Ganze noch etwas zu konkretisieren benutzen wir nun die SMART Technik steht für spezifisch, M für messbar, A für attraktiv, R für realistisch und T für terminiert. Ich habe hier ein Ausdruck für dich auf dem ich dir spezifische Fragen zu deinem Ziel notiert habe. Füll das doch bitte aus.

Coachee: Okay super das mach ich. Nachdem wir das jetzt durchgesprochen haben ist mir schon richtig bewusst wo ich eigentlich hin möchte.

Steffi füllt das Arbeitsblatt aus.

Coach: So Steffi, unsere Zeit für heute ist leider auch schon vorüber. Ich gebe dir noch eine Kopie mit, damit du dich bis zum nächsten Mal noch damit beschäftigen kannst und ich die Stunde nächste Woche vorbereiten kann. Ich hoffe es hat dir gefallen und dich ein Stück weiter gebracht.

Coachee: Danke Sven, das hat es wirklich. Ich bin schon auf das nächste Mal gespannt.

Coach: Also es hört sich so an als würdest du gerne weiter machen. Ich gebe dir jetzt diesen Vertrag mit, den du bist zum nächsten Mal bitte ausgefüllt zurück bringst. Das Honorar ist darauf notiert. Überweise mir dieses dann bitte vor unserem nächsten Gespräch. Ich denke wir werden nach fünf Sitzungen soweit sein dass du dein Ziel alleine erreichen kannst. Beim nächsten Mal besprechen wir dann wie deine Situation mit deinem Problem zurzeit ist.

Coachee: Okay danke für die Infos. Ich bringe den Vertrag dann mit. Bis nächste Woche!

5 Ergebnisbewertung und Schlussfolgerung

Ich denke, dass die Klientin durchaus ihr Ziel erreichen kann und sich selbst auch wirklich gut beteiligt hat um dem Ziel näher zu kommen. Durch die Aufmachung des Coachings konnte Sie auch immer mehr eine Verbindung zum Ziel aufbauen und man konnte beobachten dass es ihr selbst auch sehr wichtig geworden ist.

Schlussendlich konnten wir erreichen dass Sie ein klares Ziel vor Augen hat und ihr Vorgehen für sie selbst transparent ist. Sie hat also für sich selbst klare Vorgaben und ist selbst sehr daran interessiert und diszipliniert geworden das Ziel mit den besprochenen Methoden zu erreichen. Im Gespräch war Steffi immer relativ interessiert auch wenn man ab und zu wirklich gezielt fragen musste um sie auf Dinge aufmerksam zu machen. Ich selbst denke, dass ich den Gesprächsanteil noch etwas mehr auf die Seite des Coachees verlagern sollte und mich manchmal eher zurückhalten sollte. Mich hat gefreut, dass die Zielimagination so gut geklappt hat. Davon kann man nämlich nicht ausgehen. Ansonsten ist Steffi gut mit den Arbeitsmitteln klar gekommen. Bei der Überprüfung der Maßnahmen sind wir leider schon etwas zu stark ins Detail gegangen was man besser auf den Aktionsplan hätte verschieben sollen. Ansonsten bin ich auch zufrieden mit dem Coaching.

6 Literverzeichnis

Lippmann, E. (2009). *Coaching. Angewandte Psychologie für die Beratungspraxis.* (2., aktual. Aufl.). Berlin: Springer.

Migge, B. (2007). *Handbuch Coaching und Beratung* (2., überarb. Aufl.). Weinheim: Beltz.

Myers, D.G., Wahl, S. & Hoppe-Graff, S. (2008). *Psychologie* (2., erw. u. aktualis. Aufl.). Heidelberg: Springer.

Rauen, C. (2008). *Coaching.* Göttingen: Hogrefe.

Schaller, B. (1999). *Die Macht der Psyche. Die 202 Geheimnisse menschlichen Verhaltens.* München: Wirtschaftsverlag Langen Müller/Herbig.

Schreyögg, A. (1995). *Coaching. Eine Einführung für Praxis und Ausbildung.* Frankfurt am Main: Campus Verlag.

Whitmore, J. (1997). *Coaching für die Praxis.* München: Heyne.

7 Tabellen und Abbildungsverzeichnis

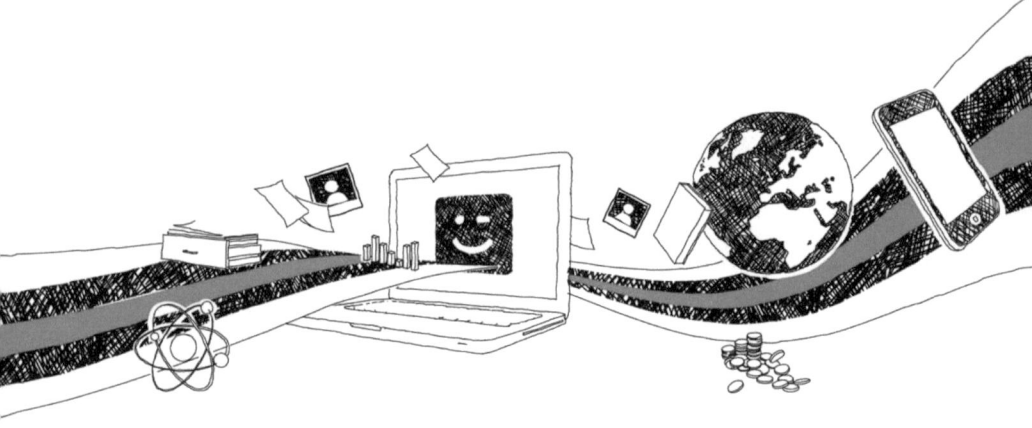
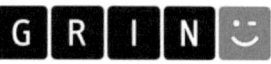